TRAITÉ

Sur le véritable Siége

DE LA MORVE

DES CHEVAUX,

ET

Les moyens d'y remédier.

Dédié à S. A. M. le Prince CHARLES DE LORRAINE, *Comte d'Armagnac, Pair & Grand Ecuyer de France, &c.*

Par le Sieur LAFOSSE, Maitre Maréchal à Paris, Et Maréchal de la Petite Ecurie du Roy. Avec Figures gravées en Tailles-Douces.

Avec l'Approbation de Messieurs de l'Académie Royale des Sciences.

A PARIS, QUAY DES AUGUSTINS,

Chez DAVID, Pere, à la Providence.
Et GONICHON, rue de la Huchette.

─────────────────────

M. DCC. XLIX.

AVEC PERMISSION.

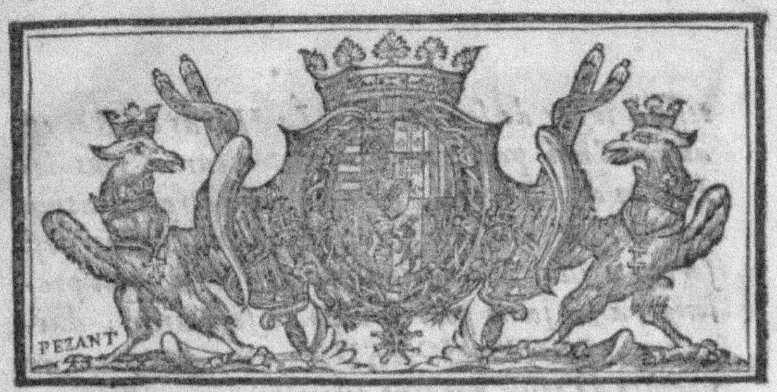

A SON ALTESSE MONSEIGNEUR,

LE PRINCE

CHARLES DE LORRAINE,

Comte d'Armagnac, de Charny, Pair & Grand Ecuyer de France, Chevalier des Ordres du Roy, Lieutenant Général de ses Armées, Gouverneur Général de la Province de Picardie, Artois, Boulonois & Pays reconquis, Grand-Sénéchal héréditaire de Bourgogne, Gouverneur des Ville & Citadelle de Montreuil sur Mer.

ONSEIGNEUR,

L'Académie des Sciences a certifié la vérité de ma découverte sur la Morve; c'est à Votre Al-

tesse à juger de son utilité. *Le Haras du Roy est aujourd'hui par vos soins supérieur à tous les Haras de l'Europe, & c'est par votre attention que la santé du plus Grand Roy de l'Univers est fortifiée sans danger, dans un exercice qui prolongera ses jours pour le bien de ses Sujets; daignez,* MONSEIGNEUR, *me compter au nombre de ceux qui sont excités à travailler pour la conservation d'un Animal, qui occasionne à la France un si grand bonheur. Votre Altesse soutient par l'honneur & les avantages de sa protection, tous ceux qui sont zélés pour la Cavalerie. Je sens,* MONSEIGNEUR, *que l'extrême envie que j'ai de la mériter, me donnera de nouvelles forces pour fournir la carriere difficile que j'entreprends, afin de trouver le Reméde d'une Maladie, dont j'ai déterminé le Siege dans cet écrit à l'examen, duquel je vous supplie,* MONSEIGNEUR, *de donner quelques momens du loisir que vous laissent les occupations les plus importantes. Je sçai que ces momens sont rares; dans cette vûe, j'ai été aussi concis qu'il m'a été possible, Je suis, avec le plus profond respect,*

MONSEIGNEUR,

de Votre Altesse,

Le très-humble & très-obéissant serviteur,
LAFOSSE.

PRÉFACE.

J'A y cru qu'il ne seroit pas inutile de faire des recherches Historiques dans l'Antiquité, pour trouver l'origine & le progrès de la Morve. J'ai été bien trompé dans mon attente, & ma surprise fut bien grande, quand je découvris que cette Maladie n'a pas seulement été inconnue des Anciens, mais qu'elle est nouvelle, & n'a paru en Europe que vers l'an 1494.

Tous les Auteurs Grecs, qui ont écrit des choses rustiques & des Maladies des Chevaux, Mulets, &c. ont été rassemblés par Cassianus Bassus, & ce Recueil publié par Needham, (*a*) est le seul & unique Ouvrage des Grecs, qui existe aujourd'hui sur cette matiere. Pas un de ces Auteurs ne parle de la

______
(*a*) *Geoponicorum sive de re rustica.*

A

Morve, & il n'eſt pas poſſible d'imaginer qu'*Abſyrtus*, (a) qui nous a laiſſé dans cette collection un Traité des Maladies des Chevaux, Mulets, Anes & Chameaux, eût négligé d'en parler, s'il l'avoit connuë. Il eſt notoire que les grands & horribles ravages de la Morve ſe trouvent dans les Armées ; il eſt certain que dans toutes les Guerres que l'Europe a eſſuyée depuis deux cens ans, on a perdu un nombre très-conſidérable de Chevaux par cette Maladie. Or ſi *Abſyrtus*, qui a été ſous Conſtantin, dans les Guerres de *Scythie*, l'eût connu : eut-il manqué de la décrire, lui qui s'adonnoit à la Médecine des Chevaux, étant Chevalier Maréchal de l'Empereur & de l'Armée.

Caton, (b) qui avoit commandé dans les Guerres contre Annibal, où il ne manquoit ſûrement pas de Cavale-

(a) *Malo medicus miles, de cura equorum.*
(b) *De re ruſtica.*

rie , se retira du monde & passa le reste
de ses jours à s'occuper entierement à
sa Campagne de l'Agriculture & des
Maladies des Bestiaux. Ce fameux &
vénérable Vieillard s'amusa à écrire tout
ce qu'il sçavoit sur cette matiere ; dans
la multitude des choses qu'il nous a
laissées , on ne trouve pas un mot de la
Morve des Chevaux , peut-il entrer
dans la tête d'un homme raisonnable ,
que Caton qui a vécu quatre-vingt-dix
ans, n'auroit pas donné l'Histoire d'une
Maladie, qui sûrement l'auroit intéressé,
ou dans la Guerre, ou dans sa Retraite?

Le même raisonnement subsiste ,
quand nous trouvons que Columella
garde le même silence dans son Traité
des Maladies des Chevaux. (a).

Virgile, qui semble prendre à tâche
de décrire les Maladie ausquelles les
Animaux sont sujets , n'en dit rien non
plus. Cependant il entre dans des dé-

(a) *De Cura equorum.*

tails circonstanciés de plusieurs Maladies de Moutons , Vaches , &c. S'il
avoit connu la Morve, n'auroit-il pas
chanté ses ravages ? Auroit - il laissé
échapper une Maladie, dont les symp-
tômes , la contagion & les suites of-
froient une matiere si riche pour la
Poësie.

Voilà donc la Morve ignorée des
Anciens , jusqu'au quatriéme siécle ,
dans lequel vivoit Absyrtus. Pas un
Auteur depuis ce tems, jusqu'au quin-
ziéme siécle, ne parle de cette Maladie.
C'est au siége de Naples , après l'arri-
vée des Espagnols , de la découverte
de l'Amérique , que parut la Morve des
Chevaux pour la premiere fois.

Parazzez, est le premier Auteur qui
en a parlé, il fut lui-même à ce siége,
& les Auteurs Espagnols sont les premiers qui ont donné l'Histoire de cette
Maladie, qu'ils appelloient *Muermo.*

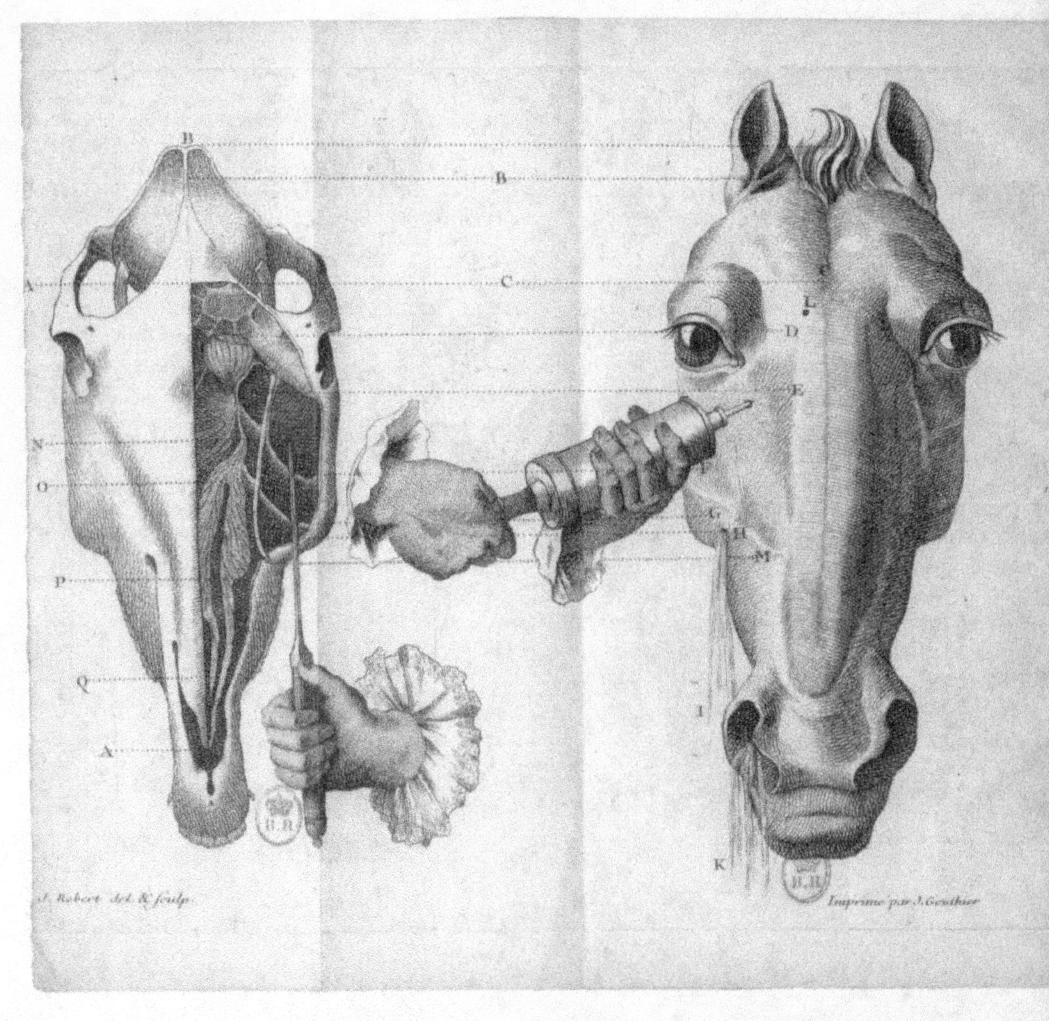

J. Robert del. & sculp.
Imprimé par J. Gauthier

TRAITÉ

SUR LE VERITABLE SIEGE
de la Morve des Chevaux, & les
moyens d'y remedier.

OMME Messieurs de l'Academie
des Sciences, si attentifs à tout ce
qui tend à l'avancement des con-
noissances, au progrès des Arts,
& aux découvertes qui peuvent devenir utiles
à l'Etat, ont apparemment, pour animer mon
zele, reçû le Memoire que j'ai donné sur la
Morve, avec une bonté que je ne meritois pas;
je ne puis mieux remercier cette Illustre Societé
qu'en remplissaut ses vûes qui ont pour but le
bien Public. Je me hâte donc de publier l'histoire
de cette fâcheuse maladie; afin que tout le monde soit en état de faire les expériences necessaires pour arriver à sa parfaite guérison. Je croi
avoir rempli mon devoir, comme bon Ci-
toyen, & la tâche que j'entreprens comme
fidele Auteur, si je démontre la vérité des
trois Propositions suivantes.   A

1°. *Que les idées erronées & bizarres qu'on a eües jusqu'ici de la cause & du siege de la Morve, ont été la source de differents traitemens qui n'ont jamais guéri un seul Cheval que l'on a décidé Morveux.*

2°. *Que le véritable & seul siege de cette maladie est la membrane Pituitaire qui tapisse le dedans du Nez.*

3°. *Que la meilleure maniere de la guérir est par l'injection faite au moyen du Trepan.*

PREMIERE PROPOSITION.

Que les idées erronnées & bizarres qu'on a eües jusqu'icy de la cause & du siege de la Morve, ont été la source de differens traitemens qui n'ont jamais guéri un seul Cheval décidé Morveux.

SOLLEYSEL, Auteur si suivi en France, & si estimé des Etrangers qu'il a été traduit dans presque toutes les Langues de l'Europe, décide du siege & de la cause de la Morve dans les termes suivans.

" La Morve est un écoulement par les
" Nazeaux, d'une grande quantité d'humeurs
" qui par fois ont leur origine de la Ratte,
" presque toujours dans les Poulmons, quelque

« fois du Foye & des Rognons, lesquelles
« parties envoyent par la veine Cœliaque, ou
« par les conduits de la respiration, les hu-
« meurs les plus subtiles, & par le gosier aussi,
« les plus épaisses de ces humeurs, qui s'ar-
« rêtent dans le petit reservoir entre les os de
« la Ganache, & de là nourrissent les glandes
« que nous voyons paroitre. La matiere qui
« reste s'écoule par les nazeaux, qui nous fait
« connoître la maladie. Il dit plus. Que com-
« me la Morve est causée par un Poulmon
« ulceré, il est impossible de la guérir, parce
« qu'il n'y a que Dieu qui puisse rétablir une
« partie consommée.

Les Auteurs du nouveau Parfait Maréchal
disent que « la nature de la Morve vient
« d'une lymphe épaissie, crue & indigeste que
« le sang dégorge dans les Poulmons, qui vient
« tout à coup ou par degrés, au plus haut
« point d'acrimonie. Alors comme tout le
« sang du corps passe par les Poumons, ce
« sang n'ayant plus la force de la pousser,
« cette matiere reste en arriere, s'arrête par
« grumeaux dans les Poulmons mêmes, & y
« forme d'endroits en endroits de petits abscès,
« desquels une partie du pus étant repompé
« par le sang, sert à le gâter davantage, & la
« matiere qui forme les tumeurs étant corro-
« sive, gâte à la fin les Poulmons en entier, &
« même les Reins. &c.   A ij

Les Auteurs du Dictionnaire de Trevoux affirment exclusivement de tout autre lieu, " que la Morve est une maladie dangereuse " des Chevaux, une humeur glaireuse, maligne " & sanguinolente, qui vient d'un Poulmon " ulceré, & qui se décharge par les Nazeaux.

Curieux de sçavoir si les Etrangers avoient des idées plus justes sur le siége de la Morve, je fis faire les recherches necessaires par des personnes qui entendent leurs langues ; j'avoue franchement que j'eus la satisfaction de voir qu'on n'avoit pas mieux rencontré dans les pays étrangers qu'en France.

On trouve à l'article de la Morve dans la fameuse Encyclopedie de Chambers, le sentiment des Anglois dans les paroles suivantes: „ Dans le dernier dégré de cette maladie, „ lors que la matiere devient noirâtre, on „ suppose qu'elle vient de la moëlle épiniere „ doù vient qu'elle est appellée (dans le „ Pays) le Deuil de l'Epine,

Dans le nouveau Dictionnaire de l'Académie de Madrid en six volumes, il est dit : „ Que la Morve vient du cerveau comme les „ Catarrhes. Ancienne erreur en fait d'Anatomie qui démontre qu'il n'y a point de communication entre le cerveau & le nez de l'homme, & je suis en état de faire voir qu'il n'y en a point non plus dans le cheval.

Ces idées sur la Morve, canonisées par des Auteurs célebres, ont été généralisées par toute l'Europe. Le docte & l'ignorant, l'Ecuyer & le Maréchal ont été également séduits. Il n'est donc pas surprenant que mes Confreres ayent peine à croire leurs yeux mêmes; on pourroit même m'accuser de témérité de m'être écarté d'un sentiment si généralement reçu, si je n'y avois été porté par des observations fondées sur des expériences indubitables. L'obstination même de mes Confreres est en quelque façon excusable. Ils étoient en possession paisible de leurs idées depuis deux siecles entiers. Ces idées se trouvent confirmées par de grandes autorités écrites, & tandis qu'il n'y avoit que moi seul à les combattre, ils étoient fondés à ne pas ceder. Mais maintenant que mes sentimens se trouvent confirmés par l'Académie Royale des Sciences, ce qui faisoit autrefois l'apologie des opiniâtres deviendra dorénavant le sujet de leur condamnation; mais il faut esperer pour le bien public qu'ils reviendront de leurs préjugés.

Les sçavans Médecins disent qu'il ne fau jamais fonder la cure d'une maladie sur de hypoteses, c'est-à-dire, sur des supposition que l'imagination forge pour aider la mémoire en liant des faits pour expliquer clairement les caufes des fymptomes des maladies: Tel a pourtant été malheureufement le fort de la Morve, ce qui a conduit des milliers de chevaux à la voyerie. On a imaginé dans les vifceres un vice chimérique qui fe manifefte à la fin dans le nez. En conféquence de ce raifonnement on a adminiftré des breuvages qui, quoique le nombre en foit immenfe, peuvent tous être réduits à trois genres de médicamens; fçavoir, ou des *alterans* pour purifier la maffe du fang, ou des *fudorifiques* dans la vue de chaffer la malignité par la peau, ou bien des *bechiques*, pour détruire ce vice dans les Poulmons. Il eft inoui qu'on ait jamais guéri un feul Cheval Morveux, & ce n'eft pas une chofe furprenante, que l'on n'ait pu détruire une maladie, par des remedes qui attaquent une caufe imaginaire.

On verra dans l'article fuivant, que c'étoit adminiftrer des remedes generaux pour guérir un vice local; ce qui a été caufe de ravages horribles, des Brigades démontées, des Equipages mis à bas, des Voitures Publiques défaites, & des Particuliers ruinés.

SECONDE PROPOSITION.

Que le véritable siege de la Morve est dans la Membrane Pituitaire.

QU'O N considere avec attention les Phœnomenes de cette fâcheuse maladie, qu'on fasse reflexion sur ses progrès & ses suites, il semble que tout conspire à prouver d'avance & par raisonnement, qu'elle ne peut avoir son siege dans les Visceres; en effet, qu'un Cheval ne jette que d'un côté, la glande sous la ganache du même côté se trouve seulement engorgée; mais sitôt que l'écoulement sort des deux nazeaux, les deux glandes se trouvent prises. Comment cela pourroit-il arriver si le vice étoit général dans les humeurs? La contagion même de cette maladie semble confirmer cette idée. Si le vice qui cause la Morve existoit dans le sang, avant que l'écoulement eût paru, la contagion devroit se communiquer par la transpiration, comme dans la peste & dans la petite verole. De pareilles reflexions m'exciterent à faire des recherches sur des Chevaux morveux. Un examen scrupuleux des Visceres, aidé que j'ai été d'habiles Anatomistes, a bien-tôt jusſtifié mes ſoupçons. Je puis dire avec vérité, que d'un grand nombre de Chevaux morveux dont j'ai fait l'ouverture , dix-neuf ſur vingt avoient les Viſceres ou ſi beaux ou ſi peu dé-rangés , qu'il n'y avoit pas moyen de ſe refu-ſer à une pareille évidence : mais je vais plus loin , & j'oſe avancer ; que quand même j'en aurois trouvé dix neuf ſur vingt , dont les Viſceres auroient été pourris , cela n'auroit rien prouvé contre mon ſentiment ; il m'auroit ſuf-fi d'en trouver quelques uns en bon état pour en conclure avec raiſon , que la Morve n'a-voit pas ſon origine dans les Viſceres ; cela n'auroit ſervi , tout au plus , qu'à faire voir que une maladie qui a ſon véritable ſiége dans le nez étoit capable de s'etendre & d'infecter les Poulmons. Voilà donc le ſiege de la Morve trouvé par le raiſonnement. Voyons ſi cela ſera démenti par l'experience.

Abandonnant donc les Viſceres , je tranſ-portai mes recherches ſur la Tête ; les diffe-rentes coupes que je fis des Têtes de Chevaux morveux , ne me laiſſerent plus de doute ſur le véritable ſiege de la Morve.

Il regne une cloiſon le long de l'interieur du Nez , qui le partage également en deux; cette cloiſon eſt recouverte d'une membrane mo-laſſe que les Anatomiſtes appellent *Pituitaire*, à cauſe qu'elle ſepare une humeur qui empêche le deſſechement de la membrane, ce qui ſeroit nuiſible à l'Odorat. De chaque côté de cette cloiſon ſe trouvent de grandes cavités appellées, *Sinus Maxillaires*, tapiſſées par la continuation de la même membrane, mais qui y devient extrêmement mince, & d'un tiſſu ſi ferme & ſi ſec, qu'elle ne ſemble plus propre à ſéparer une humeur, étant deſtituée de toute apparence d'organe ſecretoire. Cette conſtruction paroît avoir ſon utilité ; en effet, la partie inferieure de ces *Sinus* étoit ſi profonde, & ſi tortueuſe, que dans telle atitude qu'on puiſſe ſupoſer la tête du Cheval, il ne ſeroit pas poſſible que l'humeur ſéparée & accumulée en certaine quantité en pût jamais ſortir, ſi la membrane Pituitaire qui tapiſſe ces *Sinus* étoit de même conſiſtance qu'elle eſt dans la cloiſon & dans les cornets du Nez ; car il ne ſe filtre rien dans ces *Sinus*.

Dans la partie inferieure de la Tête, proprement dite, au deſſus des Orbites, ſe trouve un écartement des tables de l'os Frontal, qui forme deux cavités appellées *Sinus Frontaux*, leſquels ſont également tapiſſés par la membrane Pituitaire, comme les *Sinus Maxillaires*.

A l'ouverture des Têtes de Chevaux morveux, j'ai trouvé la membrane qui tapiſſe la cloiſon toute rongée d'ulceres ſordides, la substance de la membrane épaissie considerablement, & de la matiere morveuse collée à la surface. Poursuivant mes recherches, j'ai trouvé les *Sinus Maxillaires* remplis d'une matiere visqueuse ; & poussant par de nouvelles coupes mes découvertes plus loin, j'ai trouvé les *Sinus Frontaux* remplis de la même matiere, à quoi il faut ajoûter que la membrane mince qui tapisse tous ces *Sinus*, & dont les Vaisseaux sont invisibles dans un Cheval sain, s'est trouvée sensiblement épaissie, & parsemée d'un million de Vaisseaux sanguins, comme si elle avoit été injectée par l'injection la plus fine.

Outre la Cloison & les Sinus, il se trouve dans le grand vuide de chaque Nazeau, deux corps minces & cartilagineux, roulés sur eux-mêmes en forme de cornets, dont l'un est plus haut que l'autre ; ces *Cornets* sont recouverts par la même membrane que celle qui tapisse la cloison, & dont la surface est par là considerablement augmentée. Le vice de la Morve ne les épargne pas ; elle fixe son siege dans la membrane pituitaire & la suit partout où elle va ; elle a beau se cacher dans les redoublemens des cornets, j'ai trouvé des ulceres & de la matiere dans ces derniers replis.

J'ai parlé plus haut de certaines Glandes sous la Ganache. qui s'engorgent dans la

Morve, ce sont les Glandes *sub-linguales*, à propos desquelles il faut observer deux circonstances très-remarquables, 1°. Que leurs canaux excretoires ne penetrent point dans la bouche comme dans l'homme, au contraire, les conduits qui sortent de ces Glandes se jettent en arriere, & passent derriere les fosses nazales. 2°. Que ces Glandes, qui sont plus anterieures que les Glandes Maxillaires, ne donnent rien à la bouche, tandis que les dernieres y dégorgent tout leur suc ; aussi les *sub-linguales* se trouvent engorgées, & les Glandes Maxillaires restent toujours saines.

Avant que de finir cet article, il est bon d'observer, qu'il y a deux canaux osseux, d'une substance très-compacte & de forme arondie, qui traversent de haut en bas les Sinus Maxillaires, lesquels renferment les Nerfs Maxillaires superieurs, & qui sortent par les trous de même nom. Voilà les seuls Organes dans l'interieur du Nez, qui semblent être à l'abry de la Morve. J'ai trouvé, quoique rarement, des Cloisons osseuses rongées & cariées ; mais dans le grand nombre des Chevaux que j'ai examinés, je n'ai jamais trouvé la moindre tache à ces canaux. En effet, quand on fait attention à leur figure, à leur solidité, & à leur situation, il faudroit, pour qu'ils fussent attaqués que tou-

tes les parties offeufes de l'interieur du Nez
fuffent détruites, que les cavités en fuffent
remplies de matiere; en un mot que ces Canaux fuffent baignés d'une Morve extrêmement acre.

Raffemblons fous un feul point de vûe tous
ces faits; l'apparence de fanté, & la durée de
certains Chevaux morveux, le bon état des
Vifceres, l'épaiffiffement & les ulceres de la
membrane de la Cloifon & des Cornets, la
matiere qui remplit les Sinus, l'engorgement
de leur membrane; & nous pourrons conclure
que *la Morve est une Maladie inflammatoire,
& locale, ayant son siege dans la membrane
Pituitaire.*

Avant de paffer à la troifiéme Propofition
je croi qu'il eft àpropos de rapporter une Ob-
fervation qui tendra à éclaircir cette matiere.

Depuis que je travaille à cet Ouvrage, je
fus confulté pour un Cheval qui jettoit à
grands flots par les Nazeaux, une humeur
blanche & épaiffe, & cela depuis dix-huit
mois. Lorfque ce Cheval reftoit dans l'écurie,
l'écoulement ceffoit, mais d'un autre côté on
entendoit un râlement qui ceffoit fitôt qu'on
le faifoit travailler, & un écoulement violent
& rapide de la même matiere recommençoit,
à quoi il faut ajouter que le Cheval n'étoit pas
glandé; je le fis tuer, j'en fis l'ouverture, & je

trouvai la membrane Pituitaire parfaitement saine, pas la moindre chose dans les Sinus, & toutes les parties de l'interieur du Nez en bon état. J'ay trouvé les Visceres du bas ventre sains; ouvrant la poitrine, je trouvai un abscès considerable à l'entrée des Poulmons, à l'endroit où la Trachée-Artere se divise en bronches.

De cette Observation il resulte. 1°. Qu'un Cheval peut vivre & travailler long-tems avec un abscès dans les Poulmons, sans que la matiere qui passe par la Trachée-Artere à travers le Nez, puisse gâter ses membranes. 2°. Que le râlement, le défaut de Glandes tuméfiées, & la quantité prodigieuse de la matiere qui s'écoule, sont des signes qui pourront servir à distinguer une pareille maladie de la Morve.

TROISIEME PROPOSITION.

Que le Trepan est le meilleur moyen d'appliquer
les Remedes.

LE siege de la Morve ainsi assuré, je méditai dès lors un remede. Après bien des reflexions je conclus en faveur du Trépan, pour porter, par le moyen d'une Seringue, dans le Nez, des remedes convenables. La premiere difficulté qui se presenta fut de sçavoir si un Cheval souffriroit les suites d'une pareille operation sans que sa santé en fut alterée. Après m'être assuré du lieu le plus commode pour balayer le pus par l'injection, & déterger les ulceres ; je fis un coup de Trepan sur la Tête d'un Cheval qui ne jettoit que d'un côté, & deux coups à la Tête d'un autre qui jettoit des deux. Je fus agréablement surpris de trouver que ces Chevaux ainsi Trépanés donnerent tous les signes que des animaux en bonne santé peuvent donner ; que les trous avoient beaucoup de disposition à se fermer ; enfin, que celui qui avoit reçû les deux coups de Trepan étant conduit à la Voyrie, vingt-huit jours après, étoit si animé à la vûe d'une Jument, qu'il la couvrit deux fois de suite une demie heure avant que d'être tuée.

J'ai fait l'Operation du Trépan depuis sur plusieurs Chevaux, & ils ont tous donné les mêmes signes de santé : au reste, que peut-on risquer ? quelles suites doit-on craindre d'une pareille Operation ? la boëte osseuse qui renferme le Cerveau est petite ; tout ce qui est au-dessous du bord superieur de l'Orbite est le Nez.

Voilà donc l'Operation du Trepan établie sans inconveniens ; il reste à poursuivre ces experiences jusqu'à ce que l'on ait trouvé le remede propre à detruire le vice qui cause la Morve ; mais comme il y a beaucoup de précaution à prendre dans l'exécution de cette Operation, & qu'il faut avoir une connoissance exacte de l'interieur du Nez, j'ai cru qu'il étoit necessaire pour le bien Public, de faire graver les deux têtes cy jointes, afin que tout le monde soit en état de faire les experiences avec connoissance & sûreté.

EXPLICATION DES FIGURES.

B B. Deux lignes qui sont les bornes du Cervelet, qui est très-petit dans le Cheval, à proportion de ce qu'il est dans l'Homme, aussi bien que le Cerveau, lequel commence à la ligne D.

CC. Une ligne où commence la partie su-

perieure du *Sinus Frontal*, avec ses enfon-
cemens, & qui termine entre les lignes D & E.
On voit un corps en forme de poire & canelé;
c'est l'os *Ethmoide* par où passent les nerfs qui
vont donner de la sensibilité à la membrane
Pituitaire, l'organe immédiat de l'odorat.

E. Commencement du *Sinus Maxillaire*
qui se termine à M. L'espace noir qui se voit
entre ces deux lignes represente sa grande
profondeur. La raye blanche & oblique mar-
quée F. est une cloison osseuse qui separe le
Sinus en deux cavités qui ne se communi-
quent point. Quelque fois il arrive qu'il y a
deux cloisons, mais rarement; c'est pour-
quoi, pour ne rien laisser à désirer sur mes
Observations, on les a marquées à l'extremité
des lignes droites, F. & G.

Il arrive aussi quelque fois, mais plus rarement encore, qu'il y a des Chevaux dans la
tête desquels il ne se rencontre point du tout
de cloison.

On a obmis les anfractuosités de ce Sinus
à dessein de ne pas confondre les objets.

N. Commencement des *Cornets*. O. Leur
redoublement. P. Leurs parties moyennes.
Q. Leurs parties inferieures. M. *Le Canal
osseux* qui renferme le nerf maxillaire superieur

A A. *La Cloison* qui partage le nez en deux
repré-

repréſentée par la ligne qui le coupe du haut en bas.

L. Dans la tête entiere repreſente le trou du Trépan dans le *Sinus frontal*, quand on ſoupçonne, par la violence ou l'ancienneté de la maladie, que la Morve a gagné *ces Sinus*.

Quoique la façon de placer le coup de Trépan à l'endroit marqué L, ainſi que dans l'endroit marqué E ; m'ait parû fort bonne , ſuivant que l'on croiroit les Sinus Frontàux engorgez , ou les Sinus Maxillaires ; j'ai cependant obſervé , en continuant mes Operations , depuis que j'ai preſenté mon Memoire à l'Academie Royale des Sciences, qu'il ſeroit mieux de le placer entre l'eſpace D, & E , & qu'un ſeul coup de Trepan obvieroit au vice des parties inferieures & ſuperieures tout à la fois , & éviteroit les deux autres.

Et ce qui m'a convaincu qu'il ſeroit mieux placé dans ce dernier endroit, ce ſont deux Chevaux auſquels j'ai fait l'Operation de cette façon, leſquels étoient ſoupçonnez Morveux & condamnés comme tels. Ces Chevaux appartiennent aux Voitures de la Cour, & ont été vûs par M. Berard Maitre Chirurgien à Paris, & Intereſſé dans leſdites Voitures. Je les ai traité ſous ſes yeux , & depuis ſix ſemaines ou environ ils ont recommencé à travailler , & ne jettent plus , ce qui me fait croire qu'ils font guéris ; de plus le coup de Trépan eſt ſi bien refermé qu'il n'y paroît plus rien.

La Canule de la Seringue ſe voit dans l'endroit où il faut placer le Trepan ; pour injecter par le Sinus maxillaire , quand on a des raiſons pour croire que les frontaux ſe trouvent libres.

H. Dans la tête entiere , fait voir l'endroit où il faut faire l'égoût dans la partie la plus baſſe du Sinus , pour donner iſſue à la matiere Morveuſe qui ſera ainſi chaſſée par l'injection. Comme par la poſition ſeule du fond de ces Sinus , il ne ſeroit jamais poſſible que la matiere pût en ſortir ſans y faire un trou , on voit que le ſpecifique le plus ſûr pour le vice, ſeroit infructueux ſi on négligeoit d'appliquer le Trépan en cet endroit.

I. Repreſente l'injection pouſſée par la Seringue , laquelle ſort également par le nez en K. Mais il faut obſerver qu'il vaut mieux fermer les nazeaux , pendant qu'on pouſſe l'injection , pour qu'une partie de l'injection ſorte par l'égoût & l'autre par les nazeaux.

On voit des rayes blanches ci deſſus deſſinées qui repreſentent deux Cloiſons oſſeuſes dans le Sinus Maxillaire ; quand cette varieté de conformation arrive , la matiere ſe trouve renfermée dans les cavités , de façon qu'il eſt abſolument neceſſaire de caſſer ces Cloiſons

avec un *Stilet* de fer pour donner iſſue à l'injection, comme on voit dans la tête ouverte,
par une main qui conduit un Stilet dans le
Sinus en caſſant ces Cloiſons. Cette circonſ-
tance ſe trouve rarement, mais il ſuffit que je
l'aye trouvée quelquefois pour donner les
moyens de vaincre l'obſtacle, en cas qu'une
pareille varieté ſe preſente.

Or, comme il arrive dans les Chevaux
ainſi que dans les autres animaux, que la Nature ſe joue, & que les cloiſons ne ſont pas
toujours conformes dans leurs poſitions; je
ſuis obligé de faire obſerver que dans le cas
où le ſtilet ne feroit pas l'effet qu'on en attend,
enſorte que l'injection que l'on fait par l'endroit du Trépan, ne prendroit pas la route
de l'égoût, alors il faut injecter du bas en
haut, c'eſt-à-dire par le trou de l'égoût H.
lequel il faut faire plûtôt plus haut que plus
bas; afin que l'injection en retombant amen-
ne avec ſoy la matiere par les nazeaux, &
déterge les ulceres qui occupent la cavité.
Il eſt encore bon d'obſerver, afin que le trou
fait pour l'égoût ne ſe rebouche pas, à cauſe
de la membrane qui couvre l'os, qu'après
avoir inſinué le ſtilet, il faudra y poſer une
petite pointe de feu.

Comme dans les jeunes Chevaux les Sinus
Frontaux & Maxillaires ſont très-petits,& que

ces derniers se trouvent presque remplis par les racines des dents, il faut rapprocher le Trépan vers l'interieur du nez pour y faire l'égoût, autrement on rencontreroit sur les dents, ce qui deviendroit un obstacle invincible à l'operation.

EXTRAIT DES REGISTRES
de l'Academie Royale des Sciences.

Du 7 Juin 1749.

NOUS avons examiné par ordre de l'Académie un Mémoire sur le siége de la Morve des Chevaux, fait par le sieur Lafosse, Maréchal à Paris, & des petites Ecuries du Roy.

Les recherches de l'Auteur roulent principalement sur deux points qu'il s'est proposé d'éclaircir. 1°. Quel est le véritable siége de la morve? 2°. Quels peuvent être les moyens d'y remedier?

Il est bon d'avertir que tous les Auteurs de le Medecine veterinaire & tous le Maréchaux se sont accordés à penser jusqu'ici, que le siége de la Morve est dans les uns ou les autres des visceres, ou dans plusieurs ensembles, comme le Poulmon, le Cœur, le Foye, la Rate, les Reins, &c. Mais si ces visceres

étoient affectés, comment, dit le sieur Lafosse, avec beaucoup de fondement, des Chevaux Morveux pourroient-ils conserver leur
appetit, leur embonpoint, leur poil lice &
luisant; & en un mot tous les signes de la plus
ferme santé pendant un grand nombre d'an-
nées? Un doute aussi raisonnable le porta, il
y a plus de dix ans, à examiner ces visceres
dans des Chevaux Morveux & ses observations continuées jusqu'à présent avec beaucoup d'exactitude, ont pleinement justifié ses
soupçons; c'est-à-dire, qu'il a reconnu que
dans les Chevaux mêmes les plus maltraités
de la Morve, tous les visceres tant de la Poitrine que du bas ventre étoient très-sains.
C'en étoit sans doute assez pour détruire l'opi-
nion reçue; mais il falloit outre cela établir
le siége de la maladie. L'Auteur l'a fait en
examinant l'interieur des Sinus Frontaux &
Maxillaires, & des fosses nazales; il a trouvé
ces cavités tantôt plus tantôt moins remplies
d'un pus bien formé; de plus la membrane
pituitaire enflammée & consequemment fort
augmentée en épaisseur, plus ou, mons affectée d'ulceres sanieux, qui quelquefois avoient
rongé sa substance jusqu'aux os. Lorsque les
Chevaux jettent des deux nazeaux, les deux
côtés de la membranne sont affectés: lors-
qu'ils ne jettent que d'un côté, ce côté seul

de la membranne se trouve malade. Le même rapport se trouve aussi constamment entre l'engorgement des glandes de la Ganache & l'affection de la membranne, ensorte que si une de ces glandes est seule engorgée, le Cheval ne jette que de ce côté, & des deux côtez tout ensemble si les deux glandes sont prises.

De ces dernieres observations comparées avec les premieres, qui constatent le bon état de tout les visceres, on peut très-raisonnablement conclure, comme le fait le sieur Lafosse, que la Morve n'a point une cause qui dépende d'un vice général du sang, mais qu'elle est simplement locale. Cela posé, la méthode de curation doit rouler sur des topiques directement applicables à la partie affectée, & non pas sur des remedes généraux comme les saignées, les breuvages & autres, depuis long-tems pratiqués avec aussi peu de fondement que de succès.

L'Auteur a donc imaginé de faire dans les Sinus, par le moyen du Trépan, des ouvertures par lesquelles on pût injecter des liqueurs; les unes pour enlever d'abord le pus croupi & séjourné, les autres pour déterger ensuite & cicatriser enfin les ulceres.

De trois Chevaux sur lesquels il fit cette experience, deux jettoient d'un côté seulement & le troisiéme des deux. Il trepana les deux premiers chacun du côté malade , & le dernier des deux côtés.

Le fruit de ces opérations a été , non pas comme l'Auteur en convient lui même , de guérir aucun de ces chevaux , mais au moins d'apprendre que le Trépan appliqué sur les Sinus tant Fronteaux que Maxillaires,n'est pas dangereux , puisque vingt-six jours après l'opération la santé de ces animaux n'a paru aucunement dérangée , & que les playes se remplissoient de bonnes chairs , & promet-toient une cicatrice fort prompte , lorsque ces animaux furent menez à la voirie. Les défen-ses que fait la Police de conserver long-tems des Chevaux Morveux , ont empêché le sieur Lafosse de réïterer & multiplier ses tenta-tives & de pousser ses experiences plus loin.

Nous pouvons cependant assurer que les observations qu'il a faites , tant pour détruire l'ancien préjugé , que pour trouver le vrai siége de la Morve , sont très conformes à la vérité , & nous avons vû par nous mêmes , dans l'ouverture de plusieurs Chevaux Mor-veux , la justification de tous les faits avancez dans son Mémoire.

Le projet de curation nous paroît aussi très-bien conçu , & les vûes de l'Auteur à cet égard , peuvent , s'il les pousse jusqu'où il deſſein de les pouſſer, de venir d'une très-grande utilité.

Enfin le travail du ſieur de Lafoſſe ſuppoſe chez lui beaucoup de connoiſſance & de ſagacité, & il ſeroit fort à ſouhaiter qu'on lui procurât la liberté & les moyens de perfectionner ſes découvertes, & de ſuivre ſon projet dans toute ſon étendue. *Signé*, BOUVART *&* HERISSANT.

Je certifie le préſent Extrait conforme à ſon Original, & au jugement de l'Académie. A Paris le dix Juin 1749. *Signé*, GRAND-JEAN DE FOUCHY, Sécretaire perpetuel de l'Académie des Sciences.

F I N.

Vu l'Approbation, permis d'imprimer à la charge d'enregiſtrement, à la Chambre Syndicale, ce 16 Août 1749.
BERRYER.

Regiſtré ſur le Livre de la Communauté des Libraires-Imprimeurs de Paris, N°. 3332. conformément aux Réglemens, & notamment à l'Arrêt du Conſeil du 10 Juillet 1749. A Paris le 30 Août 1749.
G. CAVELIER, *Syndic.*